CONGRÈS MÉDICAL DE LYON

OCTOBRE 1864.

LA

PHTHISIE PULMONAIRE

EST-ELLE CURABLE?

Parmi ses variétés, indiquer celles qui sont susceptibles de guérison et celles qui ne le sont pas.

RÉPONSE A CETTE QUESTION

PAR

LE Dr BOUDANT

Professeur à l'Ecole de médecine de Clermont, Médecin consultant aux Eaux du Mont-Dore
Chevalier de la Légion d'honneur, etc.

CLERMONT-FERRAND

FERDINAND THIBAUD, IMPRIMEUR-LIBRAIRE

Rue St-Genès, 8-10.

1865.

PHTHISIE PULMONAIRE

La Phthisie pulmonaire a été de tout temps une des maladies les plus communes et les plus redoutables de l'humanité, et elle offre encore ces tristes caractères aujourd'hui, malgré tout ce qu'ont pu dire et écrire certains médecins qui, abusés par quelques guérisons rares et heureuses, ont cru devoir prendre l'exception pour la règle aussi ne suis-je pas surpris que les savants distingués qui ont présidé au choix des questions du Congrès aient mis à l'ordre du jour la curabilité de la Phthisie.

Placé convenablement au Mont-Dore, pour observer les maladies chroniques de la poitrine, naturellement depuis bientôt dix ans, j'ai vu beaucoup de Phthisiques; c'est pourquoi invité, à prendre part à vos travaux, je m'empresse, Messieurs, de vous exposer succinctement le résultat de mon observation sur cette importante question.

Tout d'abord, disons que le diagnostic de la Phthisie pulmonaire à sa période initiale, pour

mieux dire de l'évolution tuberculeuse, est souvent
très-obscur et difficile à établir. Pour des obser-
vateurs inexpérimentés, timorés ou fascinés d'il-
lusions préconçues, rien n'est plus simple que de
faire artificiellement une Phthisie : avec des rhumes
se renouvelant fréquemment chez des personnes
délicates, ou avec une bronchite chronique plus
ou moins invétérée, ces esprits ainsi disposés re-
doutant sans cesse cette terrible maladie, peuvent
croire à son existence, et qui plus est y faire croire,
surtout si le médecin observe superficiellement son
sujet et entend ou se figure entendre quelques
symptômes d'auscultation si souvent passagers et
communs d'ailleurs à une foule de malaises ou de
maladies légères des bronches et du poumon.

Certes, la diminution ou la rudesse du mur-
mure respiratoire, divers frottements, la respiration saccadée et l'expiration prolongée, enfin les
craquements variés sont souvent invoqués, pour
légitimer un diagnostic certain ; ils ont une grande
valeur sans aucun doute, je me plais à le recon-
naître ; mais ces phénomènes, si souvent invoqués
à la période initiale de l'évolution tuberculeuse,
sont quelquefois infidèles et fugaces, ils peuvent
même manquer. C'est pourquoi, j'insiste pour
que l'observateur tienne le plus grand compte des

commémoratifs, de l'état organique du malade, de ses attributs extérieurs, et qu'il examine avec soin, si certains principes diathésiques ne se lient pas à l'état maladif, car ils peuvent être la cause prochaine et immédiate de l'évolution tuberculeuse qui est souvent à redouter. Bien mieux, M. Pidoux a écrit que la Phthisie dérivait toujours des suites d'une constitution morbide originaire ou acquise de nature lymphatique, arthritique, ou syphilitique, les trois seules diathèses qu'il admette, et que la tuberculose n'est qu'une maladie ancienne qui finit et non une affection spéciale qui commence ayant sa genèse *sui generis*.

Sans nier ce que cette manière de voir a de vrai dans une certaine mesure, l'observation clinique nous oblige à plus de circonspection et à faire une plus large part à la diathèse tuberculeuse essentielle, ainsi qu'à la tuberculose locale, accidentelle, suite d'une affection aiguë et sans disposition préalable. Nous serions avec la généralité médicale, dans une profonde erreur s'il en était autrement. Tous les jours, nous voyons des Phthisiques exempts de ces diathèses, par eux-mêmes ainsi que par leurs ascendants dont il nous est permis de suivre la filiation, et la Phthisie, affection déjà si commune, serait le plus grand fléau du genre humain; la dépopulation serait complète, tant sont généralement répandus les trois principes morbides accusés seuls, et toujours d'une aussi déplorable transformation. Les tables des hôpitaux démontrent précisément le contraire, la Phthisie tend à diminuer à mesure que le bien-être pénètre dans les masses, que l'hygiène est moins mauvaise, et pourtant les diathèses lymphatiques, arthritiques et syphilitiques pullulent.

Quoi qu'il en soit, d'après ce que nous avons dit plus haut, il n'en est pas moins vrai que le diagnostic de la tuberculose à sa période initiale ne soit, dans certaines circonstances, très-difficile à établir d'une manière positive.

Supposons que la manifestation tuberculeuse commence, qu'elle se développe et que des symptômes de Phthisie se révèlent, que va-t-il se passer? D'abord la période de crudité, puis, si ces tubercules ne sont pas tolérés, ce qui est le cas le plus ordinaire, ils se ramollissent et se fondent, la suppuration est expectorée ou résorbée, alors des cavernes ou des cavernules en sont la conséquence; ou bien ce tubercule cru peut s'étioler. Cette matière inerte et pauvre, considérée par Virchow comme du pus épaissi, peut se momifier, devenir demi-concrète, caséiforme; elle peut prendre aussi une cohésion plus intime, imiter le plâtre ou l. chaux. Dans ce dernier cas, cette métamorphos est libre dans le tissu pulmonaire, plus souven elle est enveloppée d'un néoplasme, d'un kyst de nouvelle formation.

Que doit-il arriver alors, une guérison naturelle spontanée peut-elle s'en suivre? Ces cavernes ou cavernules sont-elles susceptibles d'être cicatrisées et les poumons peuvent-ils s'habituer à la présence de ces productions accidentelles caséuses, plâ treuses, pierreuses même.

Oui, dans certaines circonstances, mais très-exceptionnellement. Je ne comprends pas que M. Bouchut, médecin si expérimenté, prétende le contraire, et attribue à une erreur de diagnostic certaines de ces guérisons. Il est vrai que la con-gestion chronique du poumon qu'il a si bien dé-crite n'est pas très-rare, et qu'une hypérémie partielle, un état subinflammatoire du tissu pul-monaire peuvent en imposer pour des tubercules; mais la méprise serait par trop lourde, et comme M. le docteur Artigues, nous avons la prétention de savoir généralement en faire la différence, aussi bien que des vomiques et des dilatations bronchi-ques accompagnées même de gargouillement et de ble caverneux.

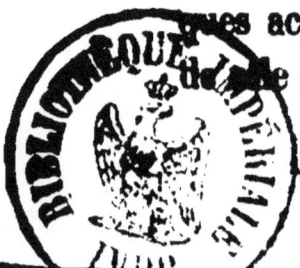

Plus de doute aujourd'hui sur cette curabilité ; du moins si elle n'est pas complète, radicale, rigoureusement parlant, ces Phthisiques naguère débiles et haletants, soumis à des médications appropriées, peuvent en s'observant prétendre à une longue carrière et même l'atteindre. Nous avons tous dans notre clientèle des valétudinaires de cette espèce. Pour mon compte, j'en connais depuis plus de 25 ans. Mais, des milliers d'autopsies en sont les preuves irrécusables, tous les ouvrages *ex professo* sur l'espèce, en contiennent des exemples, et journellement les médecins et les internes des hôpitaux constatent sur des sujets morts d'une autre maladie que la Phthisie, des brides, des cicatrices pulmonaires qui ne sont que des cavernes oblitérées, ou dont la surface est cicatrisée et rencontrent aussi des débris de tubercules réduits à l'état de matière demi-concrète, crétacée même, libre ou enkystée dans le tissu du poumon.

Cette espèce de guérison de la Phthisie, avons-nous dit, n'en est pas moins rare, exceptionnelle et ne se manifeste que dans des conditions déterminées.

Si la maladie tient à la diathèse tuberculeuse constitutionnelle, il est presque impossible que la guérison en soit la conséquence, par rapport aux divers degrés simultanés ou successifs de l'évolution tuberculeuse, qui à la fin use les forces, conduit à la fièvre hectique et à la mort.

Mais, si la Phthisie est simplement locale, accidentelle comme on le dit en pratique, sans prédisposition héréditaire, sans diathèse génésique essentielle, et que la manifestation tuberculeuse résulte d'un état subinflammatoire du poumon survenue inopinément, comme cela se voit assez fréquemment à la suite de bronchite capillaire, de pneumonie, de pleurésie, de jetées dans le cours de certaines fièvres éruptives, alors la guérison peut s'en suivre ; elle peut arriver encore mais plus difficilement si la tuberculose résulte d'une diathèse à cause prochaine différente de la phymémie ; c'est ce qu'on observe quelquefois dans la Phthisie scrofulo-tuberculeuse, quoique cette circonstance soit presque aussi déplorable que dans la Phthisie à diathèse tuberculeuse primitive.

Par exemple, les chances sont plus grandes si la tuberculose est sous la dépendance du principe herpétique, syphilitique et surtout arthritique : particulièrement si la cause est rhumatismale ou rhumatoïde. C'est à l'égard de ces dernières que les méprises sont les plus faciles à commettre à la période initiale, parce qu'elles sont le plus souvent concomitantes d'un état catarrhal assez marqué.

Pour arriver à ces guérisons rares et heureuses, il faut aussi que les tubercules soient peu nombreux, occupent une surface limitée dans le poumon, qu'ils soient au même degré ou à peu près, qu'il n'y ait point d'autres poussées successives de tubercules; car si, au fur et mesure qu'un travail cicat.iciel s'opère dans les cavernes, des fontes se font ailleurs, que plus loin il existe des tubercules crus, et enfin que sur d'autres endroits de nouvelles évolutions se produisent, ce travail destructeur devra nécessairement conduire à une terminaison fatale: enfin il faut encore que le malade soit assez fort, et qu'il soit placé dans des conditions hygiéniques et médicales suffisantes pour pouvoir résister aux diverses phases maladives. Je dis avec intention résister, parce qu'il est très-important dans la marche de cette affection de gagner du temps et d'arriver à un certain âge, nous savons tous que la tuberculose a une prédilection marquée pour l'enfance et la jeunesse de préférence à l'âge mur et à la vieillesse, bien qu'on observe aussi des Phthisiques à ces diverses époques de la vie. Si enfin la guérison survient, quand les cavernes sont closes, le poumon s'affaisse, et on remarque de l'aplatissement sur un ou plusieurs points de la poitrine.

Que la Phthisie soit héréditaire ou acquise, qu'elle soit le résultat d'un état subinflammatoire accidentel, d'une diathèse particulière, ou d'une cachexie comme le veut toujours M. Pidoux, et souvent Morton et Michel Bertrand, ce qu'il y a de certain, c'est qu'il n'existe aucun moyen spécifique pour guérir la diathèse tuberculeuse essentielle, et que la thérapeutique n'a d'action réellement efficace que sur quelques causes diathésiques indirectes et sur les effets de la tuberculisation.

Mon but n'est certes pas d'entrer dans tous les détails des moyens employés dans le traitement de cette cruelle maladie. Comme la thérapeutique thermale a toujours joui du privilége d'être une des plus efficaces, veuillez me permettre de vous faire part du résultat de mes observations.

Il est positif que certaines eaux minérales sulfureuses, salines et arsénicales, ont la propriété de décongestionner le poumon;

De faciliter la fonte des tubercules et l'expectoration, d'aider puissamment à la cicatrisation des cavernes et cavernules;

De rétablir l'hématose et les fonctions de la peau, de donner de l'appétit, régulariser les selles, de fortifier l'organisme en général , enfin d'agir avec avantage sur plusieurs des cachexies dont nous avons parlé.

Il est d'expérience aussi que très-ordinairement après un traitement thermal suivi convenablement la fièvre diminue ou disparaît, les malades se sentent rafraîchis, le teint devient rose, la maigreur est moindre, chez quelques-uns l'engraissement est même très-sensible, et qu'ils partent bien mieux qu'ils ne sont venus.

De là à une guérison, il y a bien loin le plus souvent. Mais, comme nous l'avons déjà dit, il est urgent de gagner du temps dans cette maladie et l'amélioration permet de pouvoir la porter à l'état voisin d'une modeste santé.

Comme choix de l'établissement thermal, la détermination du médecin est souvent difficile à prendre.

Si la Phthisie est à diathèse tuberculeuse essentielle, rien n'est plus embarrassant : j'ai vu beaucoup de malades , les uns se trouvent bien des eaux arsénicales du Mont-Dore ou d'Ems; d'autres se louent des eaux sulfureuses des Pyrénées ou d'Allevard et réciproquement; ils essayent des unes et des autres de ces stations thermales, souvent sans plus de succès.

Par exemple, nous avons remarqué que les eaux sulfureuses semblent être plus utiles aux Phthisiques dont la constitution est lymphatique, scrofuleuse : cependant le fer, les chlorures, les sulfates et les carbonates réunis à l'arséniate de soude sont des modificateurs puissants de l'organisme au Mont-Dore.

Ces dernières eaux par contre, sont supérieures aux premières dans le traitement de la Phthisie arthritique rhumatogène. De temps immémorial ce fait est constaté ; le témoignage de Sidoine Apollinaire est parfaitement d'accord avec l'observation moderne.

Pour la Phthisie syphilitique, bien qu'elle ait son traitement à part, Luchon est considéré comme préférable.

Si la Phthisie est exanthématogène, les chances sont à peu près égales. Ce que le soufre ne guérit pas, l'arsenic en fait le plus souvent justice, ai-je dit en parlant des angines granulées, les faits de ce genre sont journellement constatés à l'hôpital Saint-Louis, et franchement dans l'espèce, nous voyons quelquefois au Mont-Dore des améliorations inespérées et par hasard quelques guérisons réelles.

Comment agissent les eaux pour produire des effets si salutaires dans certains cas ?

L'observation de tous les temps a démontré que les eaux du Mont-Dore par exemple, non-seulement tonifient et stimulent l'organisme dans son ensemble, mais qu'elles ont la vertu spéciale d'agir directement sur les organes de la respiration, de manière à y exercer une action moléculaire qui modifie avec plus ou moins d'avantages leurs propriétés vitales de même que leurs propriétés de tissu.

Cette médication, bien qu'elle ne porte son influence que sur les effets de la tuberculose, agit d'une manière résolutive sur la congestion périphérique du tubercule et elle se traduit à l'extérieur par une révulsion puissante. En effet, plusieurs jours après le traitement, la peau devient rosée, turgescente, les pores s'entr'ouvrent, une douce moiteur s'en échappe ; quelquefois, une sueur abondante suivie de furoncles ou d'éruptions diverses presque toujours salutaires.

La dissolution thermale est si bien préparée par la nature, ses composés nombreux ont une combinaison chimique si intime, que les diverses médications signalées semblent être l'effet d'une action unitaire. Et si nous examinons les principes minéralisateurs, ils nous donnent l'explication détaillée des phénomènes physiologiques qui sont observés.

Le fer est un excellent tonique, lent dans son action lorsqu'il est pris en substance ; s'il agit promptement ici, c'est que combiné avec les crénates et les apocrénates découverts par Berzelius et décrits par Liebig, il se trouve dans un état de divisibilité extrême et que l'absorption en est très-rapide.

Les chlorures, les sulfates et les carbonates sont les sels qui opèrent le plus sur la périphérie où ils font un appel révulsif en même temps qu'ils sont les principaux agents de la résolution congestive des parties plus ou moins affectées du poumon.

L'arséniate de soude, altérant très-énergique, est le modificateur le plus puissant du système nerveux et le régulateur de l'innervation troublée. Le gaz acide carbonique lui vient en aide; on sait depuis longtemps quelle est son influence dans les maladies des organes de la respiration.

Dans le traitement de la Phthisie, toutes les pratiques usitées au Mont-Dore ont une valeur réelle, mais, une des plus importantes, celle qui en est le complément est l'inhalation de la vapeur de l'eau de la Madeleine (aujourd'hui source Bertrand) dans les salles d'aspiration. Là, le remède est en rapport direct avec le mal; non-seulement il agit sur la muqueuse bronchique de manière à faire disparaître l'état catarrhal, mais c'est surtout pour obtenir la cicatrisation des cavernes et cavernules que ces inhalations sont utiles; elles font office de baume sur une plaie; c'est un vrai traitement tonique comparable au pansement d'une blessure et dont il est extrêmement curieux autant qu'intéressant de suivre les phases matérielles; dans certaines circonstances, ce travail s'opère même rapidement soit par rapprochement, occlusion des cavernes, soit par cicatrices à surface libre et plus ou moins excavées.

Dans un mémoire très-remarquable sur la tuberculose et la Phthisie, M. le docteur Trastour de Nantes ne peut croire à la puissance médicatrice des inhalations minérales en pareil cas. Toutefois, il admet ce moyen comme adjuvant. S'il juge à propos d'en essayer, surtout dans les tuberculoses locales et accidentelles, je ne doute pas que l'opinion de ce savant collègue ne soit prochainement modifiée.

Ces composés chimiques si intimes, si infiniment divisibles dans les eaux, sont-ils les seuls agents médicateurs dans l'espèce, et ne doit-on pas attribuer une bonne part à l'action de causes plus occultes, tels que les fluides incoërcibles faisant partie intégrante des eaux et principalement de l'électricité? Nous n'en doutons pas ! nous pensons aussi que la situation des lieux (les sources du Mont-Dore sortent aux pieds des montagnes dont les pics sont élevés depuis 1500 jusqu'à 1888 mètres au-dessus du niveau de la mer), les émanations balsamiques des bois de sapins, l'air pur de la vallée, son ozone vivifiant sont des circonstances topographiques dont il faut aussi tenir compte.

Ces particularités, surtout les effets des fluides impondérables, n'avaient point échappé à la sagacité, à la finesse d'observation du docteur Michel Bertrand, le créateur en France de la thérapeutique hydro-minérale, par les inhalations 1832.

Ce célèbre hydrologiste, en 1807, 8, 9 et 16, s'est livré à une série d'expériences qui démontrent d'une manière péremptoire, la présence de l'électricité dynamique dans l'eau minérale des grands bains du Pavillon, surtout au moment qui précède les orages; et bien qu'en 1817, son Mémoire à l'Académie des sciences n'ait pas eu l'approbation de Pinel et Gay-Lussac, rapporteurs, qui attribuaient les phénomènes insolites éprouvés par les malades, plutôt à la disposition de la salle des bains, et à des courants d'air faisant varier brusquement la température de l'atmosphère des cabinets plus ou moins remplis de gaz, acide carbonique, il n'en est pas moins vrai qu'au moment des orages spécialement, les boules de l'électromètre pluvial de Cavalo, sont alternativement attirées et repoussées de même que l'électromètre à cheveux.

Si j'insiste, en ce moment, sur ces expériences physico-médicales, c'est que tout nouvellement la présence de l'électricité dynamique dans les eaux minérales et l'eau de mer semble être une découverte qu'aurait faite M. Scoutetten, et que divers organes de la presse médicale ont paru être saisis d'étonnement devant la mobilité de l'aiguille du galvanomètre très-sensible dont se sert ce savant et respectable médecin. Loin de moi la pensée de diminuer en rien ses démonstrations faites dernièrement à la faculté de médecine de Paris. Seulement elles généralisent et viennent confirmer ˇ8 ans plus tard, celles du docteur Michel Bertrand. Scientifiquement, il est juste de rétablir les faits et de rendre au César du Mont-Dore ce qui lui appartient. Les preuves se trouvent mentionnées d'ailleurs dans ses deux éditions 1810 et 1823 (Recherches sur les eaux du Mont-Dore).

Somme toute, ces deux médecins sont du même avis: plus une eau minérale est électrique, plus sa valeur médicale est remarquable : ne serait-ce pas, dit Michel Bertrand, à la présence du fluide électrique qu'il faut rapporter quelques-unes de ces guérisons aussi promptes que surprenantes que l'on voit souvent aux eaux? Les médecins qui cultivent l'hydrologie comme praticiens, ne peuvent qu'approuver cette observation.

Malgré ces ressources variées et avantageuses dans beaucoup de cas, le traitement minéral n'aboutit que rarement à la guérison de la Phthisie, parce que, comme nous l'avons déjà fait pressentir, les désordres organiques sont souvent au-dessus de toute réparation, et que dans ce travail de Pénélope, d'autres fontes tuberculeuses se succèdent le plus ordinairement et usent le sujet. Quand par hasard, le contraire a lieu, que la guérison en est la conséquence, j'avoue que pour l'observateur attentif, rien n'est plus satisfaisant.

Dans ce travail bien écourté qui exigerait tant d'autres développements que je me propose de publier bientôt, j'ai tenu pour le moment à pouvoir établir les conclusions suivantes.

CONCLUSIONS

1°. Le diagnostic de la Phthisie pulmonaire, à sa période initiale, est souvent difficile, obscur, et il est urgent, tout en tenant le plus grand compte des signes fournis par l'inspection, l'auscultation, la percussion et la mensuration, de s'entourer avec soin d'une foule d'autres circonstances commémoratives, organiques, des états diathésiques, etc.

2°. Il n'y a pas de remède spécifique contre la tuberculose, pas même les hypophosphites vantés dans ces derniers temps.

3°. Les règles seules d'une hygiène bien entendue, sont les moyens qui conviennent le mieux pour prévenir, retarder ou arrêter l'évolution des tubercules, produits matériels de la maladie.

4°. Il est fort important de se préoccuper de l'état général de la constitution plus ou moins prédisposée à la Phthisie, par des circonstances héréditaires ou acquises, les excès, la misère, enfin par telle ou telle diathèse qu'il s'agit de combattre et de modifier.

5°. Une fois les tubercules formés, il est aussi très-urgent d'observer leur présence dans le poumon dont ils congestionnent et enflamment le tissu d'une manière toute particulière; de là des hémoptysies, une toux irritative et autres phénomènes variés qui doivent être calmés et arrêtés.

6°. La thérapeutique en général n'a d'action efficace que sur les effets des tubercules : à l'égard de ces productions hétérogènes, l'assistance médicale n'est utile que pour favoriser leur tolérance, ou leur évacuation, enfin la cicatrisation des cavernes.

7°. Parmi les nombreux moyens mis en usage, quelques eaux minérales et certaines stations climatériques jouissent depuis des siècles d'une réputation méritée.

8°. L'expérience thermale démontre que si les eaux du Mont-Dore, d'Ems ou des Pyrénées n'agissent pas sur la cause prochaine et immédiate de la tuberculose, du moins elles calment souvent la toux, dissipent la fièvre, favorisent la nutrition, s'opposent à l'état colliquatif; enfin ces médications tonifient l'organisme en souffrance et font gagner du temps; vous savez que dans la marche *lento gradu* de cette affection qui moissonne tant de victimes, nous considérons les retards comme avantageux, et qu'il importe d'arriver à cette époque de la vie où les fonctions sont définitivement équilibrées.

9°. Dans la Phthisie à diathèse phymémique pure, les eaux sulfureuses ne sont pas meilleures que les bicarbonatées salines arsénifères. L'observation démontre qu'au Mont-Dore les hémoptysies sont plus rares et moins à redouter qu'à Bonne et à Cauterets.

10°. Les eaux sulfureuses conviennent peut-être mieux aux Phthisies scrofuleuses et syphilitiques.

11°. Les eaux du Mont-Dore bicarbonatées, salines et arsénifères, sont plus efficaces dans les Phthisies arthritiques, par rapport à l'état catarrhal qui s'y joint ordinairement.

12°. Les unes et les autres ont une valeur égale dans la Phthisie exanthématogène; celles du Mont-Dore sont plus sûres, l'arsenic étant un agent plus puissant que le soufre.

13°. Quand les circonstances le permettent, pour ne rien négliger et être complet, je conseille cette double indication, deux mois au Mont-Dore en juillet et août, trois mois d'hiver à Amélie-les-Bains ou au Vernet, et le printemps dans un site réputé contre la Phthisie en général.

14°. Dans tous les cas, il ne faut pas se le figurer comme on a voulu le prétendre, que les Phthisiques reviendront tous guéris radicalement de telle ou telle station thermale si vantée. Ce résultat heureux pourra être obtenu exceptionnellement; par exemple vous les reverrez le plus ordinairement soulagés et améliorés.

Clermont, typ. Ferd. Thibaud.

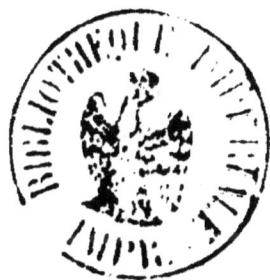